DE

L'ALBUMINURIE

SURVENANT DANS LE COURS

DES ACCIDENTS SECONDAIRES DE LA SYPHILIS

PAR

P.-H.-N. DESCOUST,

Docteur en médecine de la Faculté de Paris.
Préparateur des Conférences de médecine légale pratique à la Faculté de Paris,
Élève de l'École des Hautes-Études.

PARIS

A. PARENT, IMPRIMEUR DE LA FACULTÉ DE MÉDECINE
29-31, RUE MONSIEUR-LE-PRINCE, 29-31.

1878

DE

L'ALBUMINURIE

SURVENANT DANS LE COURS

DES ACCIDENTS SECONDAIRES DE LA SYPHILIS

PAR

P.-H.-N. DESCOUST,

Docteur en médecine de la Faculté de Paris.
Préparateur des Conférences de médecine légale pratique à la Faculté de Paris,
Élève de l'École des Hautes-Études.

PARIS

A. PARENT, IMPRIMEUR DE LA FACULTE DE MÉDECINE
29-31, RUE MONSIEUR-LE-PRINCE, 29-31.

1878

DE

L'ALBUMINURIE

SURVENANT DANS LE COURS

DES ACCIDENTS SECONDAIRES DE LA SYPHILIS

INTRODUCTION

Vu sa rareté, l'affection qui fait le sujet de notre travail a été entrevue plutôt que signalée par les syphiliographes modernes qui lui consacrent à peine quelques mots.

Depuis quelques années seulement, M. Fournier lui-même, dont le nom fait autorité en pareille matière, commence à considérer les accidents secondaires de la syphilis comme capables de déterminer des lésions rénales de même ordre et plus ou moins graves se traduisant par l'apparition d'une grande quantité d'albumine dans les urines; il a été témoin dans sa pratique de plusieurs faits semblables.

Profitant du hasard heureux qui nous a fourni l'occasion de suivre jour par jour, depuis le début jusqu'à guérison complète, un malade atteint d'une albuminurie intense pendant la période des accidents secondaires, nous avons cru intéressant de chercher à interpréter cliniquement le fait soumis à notre observation.

Nous n'apportons qu'une seule observation à l'appui de notre thèse, mais nous la jugeons si complète et la représentation graphique en est si frappante que nous abordons avec moins de crainte ce sujet, un des moins connus et des plus obscurs de toute la syphiliographie.

Nous croyons donc nécessaire, pour éviter toute critique au sujet de notre observation, de dire quelques mots :

1° Sur le soin avec lequel l'observation a été prise ;

2° Sur l'exactitude avec laquelle la quantité des urines a été évaluée ;

3° Sur la méthode chimique qui a servi au dosage journalier de l'albumine.

Ces préliminaires posés, nous donnerons notre observation dans tous ses détails et nous la ferons suivre du graphique, représentant la courbe de l'albumine et de l'urée.

Nous chercherons ensuite, chose plus difficile, à interpréter cliniquement la valeur de cette albuminurie au point de vue de l'étiologie, du diagnostic, du pronostic et du traitement.

Si nous restons au-dessous de la tâche que nous nous sommes imposée, nous aurons du moins la certitude de laisser, pour des interprètes plus autorisés que nous, une observation complète et sans critique possible.

Nous prions M. Brouardel, Mme Lorain et M. Fournier de vouloir bien accepter nos plus sincères remerciements :

M. Brouardel, pour les encouragements de toute nature qu'il nous a toujours si généreusement prodigués ;

Mme Lorain, dont le nom rappelle une des plus grandes pertes de la médecine, pour la complaisance avec laquelle elle a gravé elle-même notre planche ;

M. Fournier, pour la complaisance avec laquelle il a mis à notre disposition tous les renseignements dont nous avons eu besoin.

PRÉLIMINAIRES

Les notes qui nous ont servi pour la rédaction de notre observation ont été prises jour par jour par le frère du malade.

Quand nous aurons dit qu'à son titre de frère il joint celui de médecin, nous aurons assez dit pour montrer l'exactitude de ces notes et le soin avec lequel la quantité des urines a été évaluée.

Quant au dosage de l'albumine, c'est nous-même qui l'avons fait chaque jour ; aussi croyons-nous devoir entrer dans plus de détails sur la méthode que nous avons suivie ; nous espérons par ce moyen éviter toute critique.

Le 28 mai 1878, M. Bouardel me chargea d'examiner l'urine de M. X... porteur de nombreux furoncles et d'une éruption roséolique récente.

L'examen, fait avec le plus grand soin, fut négatif pour le sucre et l'albumine.

Le 31 mai, une nouvelle quantité d'urine fut de nouveau soumise à notre examen, avec recommandation spéciale de chercher le sucre à cause des furoncles. Résultat : sucre 0 — albumine 0.

Le 6 juin nouvel examen des urines : même résultat.

Le 11 juin nouvel examen des urines : même résultat.

Le 13 juin, le résultat fut aussi négatif que la veille pour le sucre, mais nous nous trouvâmes en présence d'une quantité énorme d'albumine.

Cette quantité était si considérable que, sous l'influence soit de la chaleur seule, soit de quelques gouttes d'acide azotique ou même d'acide acétique, le contenu du tube à expérience prenait l'aspect et la consistance du blanc d'œuf cuit, si bien qu'on pouvait renverser complétement le tube et obtenir un vrai cylindre d'albumine.

L'urine avait une couleur verdâtre prononcée et une consistance tout à fait sirupeuse. La densité s'élevait à 1060 et la quantité d'urine des 24 heures à 950 centimètres cubes.

Le dosage de l'albumine a été fait par la méthode des pesées, la seule véritablement exacte et exempte d'erreurs. Pour chaque dosage nous avons employé 100 centimètres cubes d'urine étendus d'une quantité égale d'eau distillée.

La coagulation de l'albumine a été obtenue au bain-marie par l'addition de gouttes successives d'acide acétique pur.

La filtration a été chaque fois faite sur un filtre passé à l'étuve et pesé avec le plus grand soin à une balance de précision sensible au demi-milligramme. Le coagulum resté sur le filtre, après plusieurs lavages à l'eau distillée chaude et acidulée, a été placé dans l'étuve et desséché à 100° jusqu'à poids constant, constaté par plusieurs pesées successives suffisamment espacées et après refroidissement dans un milieu privé d'humidité.

Le poids constant du filtre et du coagulum obtenu, nous en avons retranché le poids du filtre vide, ce qui nous a donné le poids exact de l'albumine, à l'état sec, contenue dans 100 centimètres cubes d'urine.

Nous avons peut-être eu tort de ne pas pousser l'exactitude jusqu'au dosage plus rigoureux par voie d'incinération ; mais nous considérons comme si faible l'erreur que nous avons pu commettre que nous n'en tiendrons pas compte.

La quantité d'urée a été dosée par la méthode de M. Esbach que nous employons habituellement à cause de sa rapidité, et dont l'exactitude nous semble suffisante pour tous les besoins de la clinique.

En effet, exiger des procédés physiques ou chimiques, employés comme adjuvants de la clinique, des résultats d'une rigueur tout à fait physique ou chimique, serait écarter les cliniciens de leur usage et dépasser le but à atteindre.

Satisfaire rapidement aux nombreux besoins journaliers de la clinique et fournir, toujours dans les mêmes conditions d'emploi, des résultats comparables entre eux, plus ou moins approchés de la vérité scientifique, me semblent les deux seules qualités qu'on puisse raisonnablement exiger de ces procédés.

Nous avons toujours employé pour le dosage de l'urée 1 centimètre cube d'urine, privée d'albumine.

Nous avons chaque jour examiné avec le plus grand soin quelques gouttes de l'urine à analyser. Nous n'y avons jamais trouvé ni globules rouges, ni globules blancs.

Nous y avons seulement constaté tout à fait au début de nombreux cylindres épithéliaux et d'abondants cristaux de leucine et surtout de tyrosine, déjà signalés dans les urines fortement albuminuriques. Plus tard nous avons observé une grande quantité de simples cellules d'épithélium rénal.

Nous devons dire aussi que nous avons constaté qualitativement l'élimination journalière du mercure, employé en frictions, par la petite pile si ingénieuse de MM. Mayençon et Bergeret.

Cette pile se compose d'un couple électrique consistant en un fil de platine soudé à une tige métallique faite de fer aussi pur que possible, parfois de zinc ou d'aluminium, suivant l'acidité ou l'alcalinité du liquide à examiner.

En plaçant un de ces couples fer et platine dans un verre à pied contenant de l'urine acidulée avec de l'acide chlorhydrique très-pur, il suffit d'un quart d'heure à 20 minutes pour que le mercure, s'il en existe réellement dans l'urine sous une forme quelconque, soit déjà en majeure partie fixé sur le fil de platine.

On retire alors le petite couple, on le plonge dans l'eau distillée pour le laver, puis on l'introduit dans un flacon à col droit, au fond duquel on a mis du peroxyde de manganèse en poudre et de l'acide chlorhydrique qui donnent lieu, même à froid, à un dégagement de chlore sous l'influence duquel le mercure, fixé sur le fil de platine, se convertit peu à peu en bichlorure.

Au bout de dix minutes on retire le couple, sur lequel on souffle vivement pour le débarrasser de l'excès de chlore qui a pu s'y fixer, puis on essuie le fil de platine sur un morceau de papier à filtrer blanc et préalablement imbibé d'iodure de potassium. On obtient alors, s'il y a du mercure, un trait rouge, formé de biiodure ou deutoiodure de mercure, réaction tout à fait caractéristique.

Nous avons souvent employé ce procédé pour la recherche qualitative du plomb, du cuivre, du fer, de l'arsenic, etc., et nous avons pu ainsi en apprécier l'exactitude, la sensibilité et l'élégance.

Ces explications données, nous arrivons à l'exposé de notre observation.

OBSERVATION I.

M. X..., 27 ans.

Bonne santé antérieure. Une blennorrhagie il y a sept ans. A Paris depuis le mois de janvier 1878, il a eu, à plusieurs reprises, de nombreux furoncles aux fesses (cavalier), sans sucre dans les urines.

Vers le 15 mars, vingt jours après le coït supposé impur, léger écoulement uréthral sans phénomènes aigus.

Le 20 avril, apparition de deux petites ulcérations transversales, situées dans la rainure préputiale, et qui prennent rapidement le caractère de chancre induré.

L'incubation avait donc duré environ 50 jours.

Le diagnostic est confirmé par l'apparition de pléiades ganglionnaires dans les aines.

Le malade, très-affecté de son état, maigrit et s'affaiblit rapidement; il ne mange pas. Régime : fer, vin de quinquina.

Le 15 mai. Éruption de furoncles qui le forcent à garder la chambre.

Le 25. Apparition d'une roséole intense sur le tronc et le haut des cuisses. Croûtes dans les cheveux; ganglions cervicaux ; angine localisée aux piliers antérieurs, sans tuméfaction des amygdales et sans plaques muqueuses.

L'anémie s'accentue. L'inappétence est complète. La langue est blanche. Sensations de pesanteur à l'épigastre. Pas encore de traitement spécifique. On a seulement recours aux toniques.

3 juin. La roséole est remplacée par une éruption papulo-squameuse, très-confluente sur la partie postérieure du tronc. Bientôt générale, elle occupe le front et la face. Quelques papules semblent s'ombiliquer. Le pouls est à 80. La température dépasse 38°. Inappétence complète. Dégoût pour le bouillon froid. Constipation.

Le 5. Crise gastralgique avec sensation de brûlure, douleur xiphoïdo-rachidienne. Pas de vomissements. Dix gouttes d'une solution de morphine au 1/50° amènent un calme relatif.

Le 6. Nouvelle crise gastralgique. Consultation de M. Brouardel. Roséole à part, on pourrait croire à une varicèle. Abattement profond. Tristesse. Température 39°,4. Les furoncles persistent toujours. Nouvel examen des urines. Sucre 0. Albumine 0. Régime lacté. Pilules de valériane.

Le 7. Le lait est mal supporté.

Les nuits sont mauvaises ; douleurs constrictives à l'épigastre. Agitation, dont triomphent difficilement les injections de morphine.

Le 12. Le frère du malade fait remarquer à M. Brouardel que les matières fécales sont légèrement décolorées, et plutôt blanches que grisâtres. Les urines, rares, sont légèrement verdâtres. Le pouls est lent, envion 60 pulsations à la minute. On craint le début d'un ictère. Le matin, le malade fait remarquer à ses médecins des taches sur sa chemise, qu'il attribue à de la spermator- rhée. Ces taches empèsent fortement le linge et sont légèrement verdâtres. Pas de douleurs de reins. Pas de maux de tête. Pas d'hématurie. Les phénomènes gastri- que et l'asthénie persistent : Régime lacté.

Le 13. *Examen des urines*. Quantité énorme d'albu- mine (voir le graphique).

Le 14. Très-grande agitation nocturne. Douleurs violentes à l'épigastre. Coliques. Léger ballonnement du ventre. Six gouttes de morphine déterminent des vomissements abondants. Le matin, léger œdème de la paupière inférieure gauche. Légère bouffissure de la face. Pâleur des téguments. Grande faiblesse. Intermit- tence du pouls tous les dix ou douze pulsations. Rien au cœur. Pouls 60°. Température 36°,4.

Le 15. Même état ; l'œdème a augmenté. Il occupe aussi légèrement les malléoles. L'éruption, moins con- fluente, a pris une coloration rouge foncé. Consultation de MM. Brouardel, Fournier, de Combarieu et Laurent, médecin militaire.

En présence de la gravité de l'état général et de la quantité énorme d'albumine rendue (voir le tracé), on n'hésite pas à essayer le traitement spécifique, combiné au régime lacté.

Donc, frictions avec 4 grammes d'onguent mercuriel double.

Iodure de potassium en potion : 2 grammes. Première friction le soir même.

Le 16. Asthénie complète ; tendance à la syncope. Intermittence. Faux pas du cœur. Pas de souffle. La

bouffissure de la face a diminué ; léger œdème du bras
et de la main gauches. On prescrit :

Iodure de potassium : 2 gr.

Friction mercurielle : 4 gr.

3 litres de lait, coupés d'eau de chaux.

Eau de Vals ou eau de Sultzbach.

Le 17. Même état ; même traitement.

Le 19. Changement très-notable dans l'état général.
L'œdème a presque disparu. L'appétit se fait sentir.
Quatre litres de lait sont pris avec plaisir. Cependant
constipation et début de stomatite. Les urines sont plus
claires.

Traitement : 1 gr. iodure de potassium. Les frictions
sont continuées.

Le 21. Disparition complète de l'œdème. Toujours
quelques intermittences. Rien au cœur.

Le 22. La stomatite devient intense. Cessation des
frictions. Chlorate de potasse et gargarisme astringent.
L'état général est sensiblement meilleur. Cependant
grande faiblesse et sueurs profuses.

Le 24. La stomatite augmente malgré la cessation
des frictions : 2 gr. I. K. L'état général est satisfaisant. Le malade demande à manger. Il boit 5
litres de lait par jour. Constipation opiniâtre. Lavement
journalier. On constate une plaque muqueuse très-nette
sur la face interne de la joue droite.

Le 26. L'état général s'améliore de plus en plus. Le
malade a essayé de se lever. Ni vertiges, ni éblouisse-
ments. Seulement grande faiblesse des jambes. 5 litres
de lait. Constipation. Lavement au miel. 2 gr. I. K.

Le 28. Sur les instances du malade, M. Brouardel

permet une alimentation mixte, c'est-à-dire régime lacté avec viandes noires saignantes. Peu de vin.

1er juillet. L'état général s'améliore de plus en plus. Les forces reviennent ; cependant sueurs très-abondantes. Le malade mange avec beaucoup d'appétit. Tendance au sommeil, immédiatement après le repas. Constipation opiniâtre. Ballonnement du ventre.

Traitement : Magnésie anglaise calcinée après chaque repas.

Le 2. Le malade commence à se lever pendant deux ou trois heures sans trop de fatigue.

Le 9. Départ pour le Midi. Cette première sortie, compliquée des apprêts du voyage et des changements de voiture, éprouve un peu le malade. Voyage en coupé-lit sans trop de fatigue. A l'arrivée, assez grande faiblesse, mais bon appétit et bonne digestion.

Stomatite toujours intense et rebelle au chlorate de potasse. Plus de plaques muqueuses dans la bouche. Sur le tronc, quelques taches cuivrées, vestiges de l'éruption papulo-squameuse. Deux ou trois nouveaux furoncles dans la région fessière.

2 gr. iodure de potassium.

Les frictions mercurielles ne seront reprises qu'après guérison de la stomatite.

Le 29. Depuis le séjour à la campagne, les forces du malade sont revenues rapidement. Il se promène pendant une grande partie de la journée. Cessation du régime lacté. Les digestions occasionnent toujours un peu de tendance au sommeil et un peu de ballonnement du ventre, malgré les lavements au miel et la magnésie calcinée.

Cessation de l'iodure de potassium. La stomatite persiste toujours. Chlorate de potasse et eau de Botot.

10 décembre 1878. Le malade, de retour à Paris, n'a plus vu d'albumine dans ses urines. L'état général est satisfaisant; cependant, la bouche présente toujours un état légèrement inflammatoire.

Si nous résumons en quelques mots le graphique de notre observation, nous voyons :

1° L'albuminurie persister quinze jours et l'albumine tomber de son maximum 110 grammes à 10 grammes en six jours, le traitement spécifique ayant été commencé le 14 juin, aussitôt la découverte de l'albumine et continué jusqu'au 22, époque où il fut cessé à cause de l'intensité de la stomatite.

Après cette chute rapide à 10 grammes, nous voyons de nouveau l'albumine s'élever à 18 grammes le 21, pour tomber définitivement et d'une façon toujours décroissante à 0 le 29 juin.

2° La densité des urines suivre une marche parallèle à celle de l'albumine en partant d'un maximum 1060 pour arriver à un minimum terminal de 1012.

3° La quantité d'urée partir de 40 grammes pour les 24 heures, s'élever à un maximum de 58 grammes et après des oscillations minima jusqu'à 22 grammes ; avoir deux nouveaux maxima de 44 et 48 grammes pour se terminer à 28 grammes.

4° La quantité des urines en 24 heures marcher en sens inverse de l'albumine, de l'urée et de la densité; s'élever de 800 centièmes, quantité du premier jour, à un maximum de 4 litres et demi pour descendre à un

Quantité d'urine des 24 heures.

Densité.

Urée.

Albumine desséchée à + 100°.

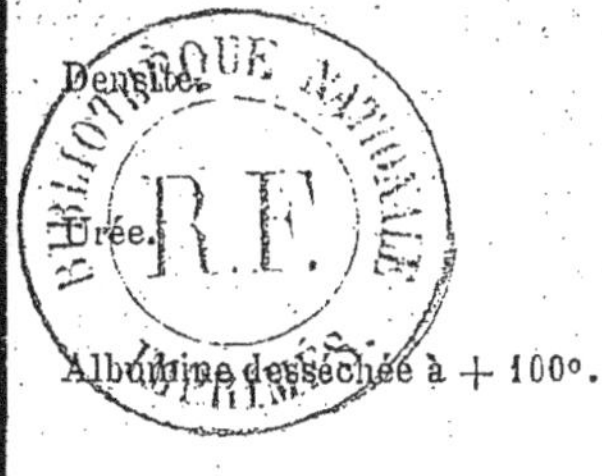

Tescoust.

minimum de 2 litres et demi au moment de la guérison.

Nous avons maintenant à chercher quelle peut être la
cause de cette albuminurie à marche rapide et favorable,
et si, malgré l'évolution concomitante des accidents secondaires spécifiques, il n'y aurait pas une simple coïncidence entre les deux affections, sans relation de cause
à effet.

C'est ici que nous réclamons toute l'indulgence de nos
juges, car nous marchons sur un terrain encore inex-
ploré, sans autre guide qu'une seule observation.

Cependant, comme il se rattache à la question des accidents syphilitiques secondaires ou tertiaires du rein
un intérêt pratique considérable, — dont M. Rayer le premier a eu le mérite de préciser toute l'importance en
disant : « une affection syphilitique du rein méconnue
a de grandes chances pour aboutir à une terminaison
fatale et elle y aboutit le plus souvent ; reconnue et
traitée, elle peut guérir rapidement ; » — nous ferons
tous nos efforts, sinon pour résoudre complétement cette
grave question ou dissiper toutes les obscurités qui pèsent
sur elle, tout au moins pour la poser nettement, attirer
l'attention sur elle et en montrer les points qui attendent
de nouvelles recherches cliniques ou expérimentales.

Nous bornerons donc notre travail à l'étude des accidents secondaires syphilitiques du rein, sans parler des
accidents tertiaires du même organe mieux connus quoi-
que, depuis M. Rayer qui les a signalés le premier, per-
sonne n'ait produit un seul grand travail à leur sujet.

Qu'il nous suffise de dire que, à part quelques rares
observations publiées dans les traités spéciaux et quelques observations produites dans des ouvrages d'anato-

mie générale, nous n'avons pu trouver aucun autre document.

Dans toute la collection des thèses de Paris, nous en avons trouvé une seule consacrée à l'étude des accidents syphilitiques tertiaires du rein, celle de M. Guiol en 1867.

Quant aux accidents syphilitiques secondaires du même organe, nous n'en avons trouvé trace ni dans les traités spéciaux que nous avons consultés, ni dans toute la collection des thèses de Paris jusqu'en 1878.

ÉTIOLOGIE.

Les cas d'accidents syphilitiques secondaires du rein sont si rares que M. Fournier, dans une de ses belles leçons professées en 1875, à l'hôpital Saint-Louis, sur la syphilis rénale, disait :

« Les faits d'albuminurie syphilitique secondaire ne sont pas assez nombreux pour prévaloir contre ce fait d'expérience commune qui démontre qu'aucun trouble rénal ne s'observe dans la syphilis secondaire. Nombre de médecins ont étudié les urines de leurs malades pendant la période secondaire et tous se sont accordés pour ne pas y trouver d'albumine. Pour ma part, j'ai examiné ou fait examiner dans mon service, pendant deux années, l'urine de tous les malades qui entraient avec un chancre ou des accidents secondaires et jamais, sauf un cas unique, je n'ai rencontré d'albumine. Or, je me garderai bien d'opposer ce cas unique comme contradiction aux résultats négatifs de plusieurs centaines d'expériences ; très-certainement il tenait à quelque coïncidence. »

Depuis 1875, M. Fournier a eu l'occasion de voir deux ou trois autres cas semblables et en dernier lieu le cas qui fait l'objet de notre travail.

Nous devons dire que, si M. Fournier faisait aujourd'hui une nouvelle leçon sur la syphilis rénale, il parlerait autrement des accidents secondaires du rein. Les encouragements qu'il nous a donnés en sont la meilleure preuve.

Peut-être en est-il du rein comme d'autres organes dont l'apparente immunité tient moins à une qualité réfractaire à la syphilis qu'à l'imperfection de nos connaissances et de nos procédés d'exploration, peut-être aussi à ce fait que l'on a rarement, pour ne pas dire jamais, l'occasion de faire l'autopsie de malades morts pendant les accidents secondaires de la syphilis.

Il est à peu près généralement admis que les lésions syphilitiques du rein sont toujours d'ordre tertiaire, c'est-à-dire ne se produisant qu'à une époque avancée de la diathèse. La présence de l'albumine dans les urines est la caractéristique de ces lésions tertiaires.

Nous croyons aujourd'hui qu'il faut admettre la possibilité d'observer des troubles rénaux survenant plus prématurément, c'est-à-dire en même temps que l'éruption générale secondaire, et déterminant, même à un plus haut degré, le trouble le plus habituel par lequel se traduisent les lésions rénales en général, c'est-à-dire l'albuminurie.

Si nous envisageons d'une manière générale les accidents syphilitiques du rein, nous voyons que les lésions tertiaires de cet organe surviennent de la deuxième à la vingt-sixième année de la diathèse et qu'elles sont toujours calquées sur les lésions des autres organes, après avoir suivi de préférence le processus gommeux.

L'anatomie pathologique en a plusieurs fois fourni la démonstration évidente.

Malheureusement, l'anatomie pathologique faisant ici défaut, nous ne savons pas si les lésions du rein, qui peuvent survenir dans le cours des accidents secondaires syphilitiques, sont la reproduction exacte des accidents du même ordre qui surviennent du côté de la peau et des muqueuses. Nous savons encore moins quelle relation de cause à effet peut exister entre l'intensité des accidents cutanés et l'apparition des lésions rénales secondaires.

En raisonnant par analogie, nous trouvons bien une explication qui nous semble assez acceptable et dont, faute d'autre plus rationnelle, nous sommes forcés de nous contenter.

Nous avons vu que les lésions syphilitiques du rein étaient le plus souvent, pour ne pas dire toujours, calquées sur les lésions des autres organes alors atteints.

Pourquoi ne nous serait-il pas permis de supposer, et cela sans trop nous avancer, que les lésions syphilitiques secondaires du rein sont aussi calquées sur celles de la peau et des muqueuses? En un mot, pourquoi ne pas admettre que l'épithélium rénal lui-même puisse être le siège d'une éruption de même nature que celle de la peau et des muqueuses, dont la caractéristique est d'être générale et essentiellement passagère?

Dans le cas qui nous occupe, une éruption de cette nature est seule capable de nous donner une explication plausible de cette albuminurie passagère et de l'énorme quantité d'albumine trouvée dans l'urine.

Dans la syphilis rénale tertiaire, les lésions observées

sont le plus souvent des lésions partielles, c'est-à-dire nettement circonscrites et n'intéressant le rein que dans une étendue minime, c'est-à-dire insuffisantes pour troubler gravement le sécrétion rénale et donner leiu à des troubles cliniques toujours facilement appréciables.

Au contraire, dans les lésions secondaires syphilitiques du rein, nous devons nous trouver en présence d'une lésion généralisée, mais beaucoup plus superficielle, capable de troubler très-gravement, mais momentanément, la sécrétion rénale, sans cependant présenter de phénomènes cliniques assez nets pour permettre de poser un diagnostic précis sans examen uroscopique.

Nous devons ajouter que, même après la découverte de l'albumine dans l'urine, on peut être grandement embarassé pour établir entre le fait de la présence de l'albumine et celui des accidents secondaires cutanés une relation directe de cause à effet.

En résumé, et comparaison faite des modes d'évolution des accidents syphilitiques tertiaires et secondaires, nous nous croyons suffisamment autorisé à penser que la grande quantité d'albumine observée chez notre malade ne peut être due qu'à une lésion secondaire, c'est-à-dire généralisée de l'appareil rénal, de même nature que les lésions observées du côté de la peau et des muqueuses, autrement dit à une éruption roséoliforme ou papulo-squameuse siégeant sur toute la surface épithéliale du rein.

Cependant, une autre hypothèse peut encore se présenter et nous ne voulons pas la passer sous silence, car elle a occupé une trop grande place dans l'explication qu'on a cherché à donner de la présence de l'albumine dans l'urine.

En un mot, est-il possible dans le cas qui nous occupe, d'attribuer à un trouble humoral profond, de cause inconnue, un rôle prépondérant sur la lésion rénale que nous supposons ? Ou bien encore pouvons-nous admettre que la présence, dans l'urine de notre malade, de cette énorme quantité d'albumine, a été la simple conséquence d'un excès passager d'albumine dans le sang ?

Pour admettre cette seconde hypothèse, comme la seule explication étiologique possible, il faudrait connaître mieux que nous ne les connaissons actuellement, les modifications constitutives que peut faire subir au sang lui-même et à ses principes constituants l'agent morbide syphilitique, en prise de possession de l'organisme.

Les recherches pleines d'intérêt de Ricord et de Grassi sur ce sujet, établissent que déjà, dans la période locale, c'est-à-dire du chancre infectant, le sang subit une altération qui se traduit par une diminution dans la quantité des globules et une augmentation dans la proportion d'albumine du sérum.

C'est ainsi que Grassi a constaté, sans que nous puissions dire par quel procédé, une diminution des globules rouges pouvant être de 48 à 60 pour mille, la moyenne physiologique, admise par cet auteur, étant de 140 pour mille. Ce serait donc presque la moitié, c'est-à-dire une diminution considérable, dont une anémie prononcée doit être la conséquence.

D'un autre côté, nous savons que parfois, outre ces phénomènes de chloro-anémie, propres à la période

d'éruption locale, nous pouvons observer des phénomènes plus compliqués au moment de la période d'éruption générale ou secondaire, c'est-à-dire au moment où
le sang est arrivé à sa plus haute puissance de trans-
mission héréditaire ou d'inoculation directe.

Il est en effet possible, à cette période de la syphilis,
d'observer tout un cortége de symptômes spéciaux, en
dehors des accidents cutanés, et se traduisant par la
fièvre dite syphilitique ou la chloro-anémie de même
nature. Des lésions viscérales, portant spécialement sur
les ganglions lymphatiques (adénopathies), et sur le
foie (ictère secondaire), sur le système locomoteur (ar-
thropathies), sur le système nerveux (hémiplégie, pa-
ralysie), et sur les organes des sens (iritis, etc.), peuvent encore être la traduction de ces divers symptômes.

C'est à ce moment critique que, suivant les auteurs
qui ont traité la question de ces symptômes anormaux,
la diminution des globules rouges du sang et l'augmentation de la proportion d'albumine du sérum et des globules blancs sont à leur maximum.

N'avoir pas constaté ces différents états possibles du
sang chez notre malade est évidemment une grande
lacune dans notre observation. Nous y avons plus
d'une fois pensé, mais nous avons été forcé, par des
circonstances exceptionnelles, de nous en tenir à nos
désirs.

C'est donc un point, encore obscur, que de nouvelles
recherches cliniques devront chercher à éclaircir avant
de pouvoir donner à l'albuminurie syphilitique secondaire une étiologie autre que celle que nous proposons,
autrement dit avant de pouvoir permettre d'avancer,
d'une façon sûre et sans critique possible, que l'albumi-

nurie, survenant quelquefois dans le cours des accidents secondaires de la syphilis, doit son origine non pas à une lésion rénale secondaire, mais à une augmentation considérable de l'albumine en dissolution dans le sérum du sang, ou à la nature morbifique spéciale des diverses matières albuminoïdes, en circulation à ce moment, ou encore à la diminution considérable, suivant certains auteurs, des globules rouges.

Tout le débat étiologique, soulevé par cette question, peut donc se résumer en quelques mots :

L'albuminurie considérable et transitoire, que nous avons constatée chez notre malade, est-elle due simplement à une lésion syphilitique directe du rein, ou aux changements successifs de la constitution intime du sang, profondément modifié par l'agent morbide syphilitique; ou bien encore, pour ceux qui voudront admettre les deux causes précédentes, l'altération constitutive du sang est-elle la seule cause du trouble de la fonction rénale?

Dans le cas présent et jusqu'à preuve clinique et expérimentale du contraire, nous croyons devoir admettre que dans la lésion rénale directe seule se trouve l'explition de l'albuminurie observée, et qu'il n'est guère possible de voir, entre cette lésion primitive du rein et l'augmentation des principes albuminoïdes du sérum du sang, une relation de cause à effet.

Y voir autre chose qu'un simple rapport au point de vue de la quantité d'albumine éliminée pendant toute la durée de la lésion rénale ne nous semble pas une hypothèse admissible?

SYMPTOMES ET DIAGNOSTIC

Jusqu'à l'examen uroscopique, nous devons dire que l'ensemble des symptômes est peu capable de nous mettre sur la voie du diagnostic.

Le plus souvent, dans les albuminuries ordinaires, l'œdème des paupières, de la face ou de quelques autres parties du corps, fait soupçonner immédiatement la présence de l'albumine. Mais dans notre cas l'œdème a été si peu considérable, qu'il eût passé facilement inaperçu ou tout au moins sans valeur, sans la découverte de l'énorme quantité d'albumine.

Si nous résumons les principaux symptômes éprouvés par notre malade nous voyons : Inappétence dès le début des accidents primitifs.

Du 1er au 7 juin : à l'apparition de la roséole, le malade éprouve une sensation de pesanteur à l'épigastre. Le pouls est à 80. La température dépasse 38°.

Du 7 au 11 juin : Les nuits sont mauvaises. Le sommeil très-agité. La constipation persiste. Les urines ne sont pas fébriles, mais deviennent plus rares ; ni douleurs de reins, ni hématurie, ni maux de tête. La face seulement est pâle.

Du 12 au 13 juin : Apparition dans les urines de l'énorme quantité d'albumine, trouvée le lendemain par hasard, en cherchant du sucre à cause des nombreux furoncles du malade.

Est-il possible de trouver parmi ces symptômes un seul symptôme capable de faire soupçonner l'albuminurie ? Certainement non.

Villabos, Fracastor, Ambroise Paré, Swediaur, Hecker

et Morelli, les premiers qui aient décrit la fièvre syphilitique, Hunter, Ricord, Bassereau, Gibert, Bazin, Hardy, Lancereaux et Fournier ont tous insisté sur un ensemble de symptômes, propres à la période d'éruption générale ou secondaire de la syphilis, qui peuvent se résumer ainsi dans la majorité des cas :

Altération des traits, pâleur de la face, yeux cernés, physionomie assombrie. Le malade triste, morose, taciturné et sans appétit maigrit; en même temps courbature, malaise, inaptitude au travail, fatigue et faiblesse extrêmes, céphalalgie nocturne, douleurs sternales intermittentes, crises gastralgiques. inappétence persistante, amertume de la bouche, nausées, diarrhée ou constipation; troubles de la circulation et palpitations; enfin quelquefois œdème des membres inférieurs.

N'est-ce pas, à l'albuminurie près, l'ensemble des symptômes présentés par notre malade ?

M. Lancereaux, dans son traité de la syphilis, dit que s'il est permis de rattacher à la débilitation imprimée à l'organisme par le virus syphilitique quelques-uns des troubles généraux dont il s'agit, il en reste un grand nombre que n'expliquent ni la chlorose, ni l'anémie qui en est la conséquence.

Est-ce que la présence de l'albumine dans l'urine ne serait pas suffisante pour les expliquer? Nous n'osons pas l'affirmer, nous nous contentons de le penser. On songe si peu à l'examen des urines pendant la période des accidents secondaires de la syphilis qu'il n'en est pas même question dans les six ou sept observations, excepté celle d'ictère, rapportées par M. Lancereaux, sur certaines complications peu fréquentes de la période secondaire.

Cependant, combien de phénomènes incompris explique ou peut expliquer la présence de l'albumine dans l'urine ?

Nous voyons donc que tous les symptômes qui peuvent mettre sur la voie du diagnostic sont d'autant plus obscurs qu'ils se traduisent par des phénomènes qui n'offrent rien de spécial en tant que symptômes rénaux ou symptômes devant attirer l'attention vers un état morbide des reins.

En effet, comment penser à une lésion rénale en présence d'un ensemble de symptômes qui se résument à des troubles anémiques et gastriques ? Comment alors songer à examiner l'urine qui pourrait éclairer si complétement la situation ?

L'examinerait-on d'ailleurs qu'une seule fois en passant qu'on pourrait très-bien ne pas y trouver la clef du mystère, c'est-à-dire l'albumine ; nous ne l'avons trouvée qu'au troisième examen, toujours en cherchant du sucre, ce qui est la meilleure preuve du peu de soupçons qu'on avait de sa présence.

Les premiers phénomènes passent donc généralement incompris en pratique et restent souvent, pour ne pas dire toujours incompréhensibles à moins que, de guerre lasse et dans l'impossibilité de trouver une explication précise aux phénomènes morbides qu'il est appelé à traiter, le médecin ne songe à un examen uroscopique ou que l'apparition tardive de quelques phénomènes spéciaux, tels que l'œdème des paupières ou des extrémités, ne se charge de lui imposer cet examen.

A l'appui de notre dire, nous empruntons à M. Fournier l'histoire personnelle d'une série d'erreurs de diagnostic faite avant d'arriver à celui d'albuminurie.

Appelé près d'une malade, dont il connaissait les antécédents syphilitiques; il la trouve pâle, très-faible et dans un état général de langueur; sans appétit, dégoûtée de tous les aliments et surtout de la viande; mauvaises digestions, quelques vomissements, des migraines. Comme conclusion de cet ensemble morbide, il diagnostique : anémie et dyspepsie anémique. Il prescrit l'exercice et les ferrugineux.

Quelques jours plus tard, il retrouve la malade dans le même état, seulement l'inappétence est encore plus complète. Il diagnostique : embarras gastrique et prescrit vomitif.

Une semaine se passe et la malade se trouve toujours dans le même état avec une diarrhée abondante en plus.

Inquiet, il reprend ses diagnostics et pratique un examen plus complet; à sa grande surprise il trouve de la matité à une base avec un peu d'épanchement de forme apyrétique et indolente.

En présence de phénomènes qui cadrent si peu ensemble : débilitation pseudo-anémique, troubles gastriques, diarrhée, épanchement pleural indolent, il demande les urines et les trouve fortement albumineuses.

La lumière était faite; tous les phénomènes incompris se trouvaient expliqués. Le traitement antisyphilitique fut institué, après consultation avec M. Delpech, et la malade guérit.

Nous voyons donc que dans ce cas de M. Fournier, comme dans le nôtre, il a fallu des circonstances tout à fait spéciales pour pousser à l'examen des urines, c'est-à-dire au seul moyen qui permette de poser sûrement le diagnostic et par suite le pronostic et les indications du traitement curatif.

En résumé, nous croyons pouvoir dire que l'examen soigneux des urines reste le meilleur élément de diagnostic et qu'il faudra toujours penser à pratiquer plusieurs jours de suite cet examen, quand on se trouvera en présence d'un malade, présentant dans le cours des accidents secondaires de la syphilis, des symptômes généraux mal déterminés et mal expliqués, comme ceux qui constituent le plus souvent les cas de fièvre dite syphilitique, incapable d'expliquer à elle seule tous les troubles généraux graves observés parfois à cette époque secondaire de la diathèse.

PRONOSTIC

Il est évident que le pronostic, en pareil cas, dépend essentiellement de la précision du diagnostic. Cependant, dans le cas de notre malade, le pronostic s'étend au delà des limites ordinaires, c'est-à-dire qu'il importe beaucoup de pouvoir pronostiquer non-seulement la guérison prochaine du malade, mais aussi sa guérison définitive, ce qui nous semble devoir être la règle.

Nous supposerons donc la nature spécifique de la lésion parfaitement admise et le diagnostic net et précis à tous les points de vue, c'est-à-dire toutes les coïncidences possibles écartées, et l'albuminurie considérée comme d'origine exclusivement syphilitique.

Où pourrons-nous donc trouver alors des éléments de pronostic ? Les trouverons-nous dans les éléments microscopiques observés dans l'urine ?

Les trouverons-nous dans les réactions chimiques proposées par certains auteurs et surtout Icery ?

Les trouverons-nous dans l'ensemble des symptômes?
Les trouverons-nous dans la nature spécifique de la
lésion rénale et dans le mode d'évolution naturel des
accidents syphilitiques secondaires ?

Les trouverons-nous dans une analyse quantitative
journalière de l'albumine ?

Sans nier la valeur des éléments microscopiques observés dans l'urine, nous les croyons insuffisants pour
fournir à eux seuls un élément sérieux de pronostic,
car les éléments, que nous avons vus, se bornaient tout
à fait au début à de nombreux cylindres épithéliaux
accompagnés d'une grande quantité de cristaux de leucine et surtout de tyrosine, et quelques jours plus tard,
à une grande quantité de cellules simples d'épithélium
rénal désagrégé. Nous n'avons jamais observé ni globules blancs, ni globules rouges, et jamais l'urine n'a
présenté une couleur capable de nous faire penser
qu'elle pouvait en tenir en dissolution, ce que plusieurs
examens microspectroscopiques nous ont surabondam-
ment prouvé.

Cependant le fait de voir de simples cellules d'épithélium rénal succéder aux nombreux cylindres épithéliaux
du début pouvait ne pas être indifférent à défaut d'autres éléments de pronostic plus importants.

Nous savons en effet que la présence dans l'urine des
cylindres épithéliaux, a une signification assez grave,
car elle est l'indice non plus d'une simple chute ou des-
quamation épithéliale, mais bien d'une véritable pro-
lifération des cellules épithéliales ; elle indique en outre
un travail local d'irritation formative, souvent précur-
seur de l'apparition de cylindres granulo-graisseux,
éléments presque toujours caractéristiques d'une forme

d'albuminurie persistante, tout au moins transitoire entre la forme curable et la forme persistante ou incurable.

La disparition rapide de ces cylindres épithéliaux et leur remplacement par de simples cellules d'épithélium rénal désagrégé pouvaient donc jusqu'à un certain point permettre de dire que la lésion rénale entrait dans une période rétrograde.

Mais comme on a déjà vu ces éléments manquer quelquefois au début de l'albuminurie, même brightique, et suivant Benett et Benjamin Bell, accompagner certaines phlegmasies rénales sans sécrétion d'urine albumineuse, malgré leur présence dans ce liquide, nous ne pouvons donc pas baser sur un phénomène aussi inconstant, un pronostic de guérison définitive, encore moins de guérison prochaine, car nous ne devons pas oublier que le pronostic en pareil cas comporte deux périodes bien distinctes dont la guérison prochaine est le premier terme et la guérison définitive le second.

Les éléments morphologiques observés dans l'urine ne nous fournissant aucune certitude autre que des probabilités, nous devons donc chercher ailleurs.

D'après le Dr Icery, l'albumine de l'urine, dans le cas d'albuminurie brightique, présente une réaction spéciale qui permet à elle seule de distinguer constamment et à coup sûr les formes d'albuminurie persistante et temporaire.

Au contact de l'albumine, la solution cupro-potassique prend même à froid une coloration violette et il s'y forme à chaud un précipité noir de sulfure et de phosphure de cuivre.

Or, d'après Icery, cette double réaction n'a lieu qu'avec

l'albumine du blanc d'œuf, celle du sérum et l'albumine urinaire du mal de Bright; elle manque complétement avec l'albumine de l'albuminurie temporaire.

Nous avons hâte de dire que cette double réaction nous semble tout à fait manquer de valeur pour établir soit un diagnostic, soit un pronostic.

Nous avons souvent essayé la réaction de M. Icery et nous l'avons vue si souvent faire défaut en présence d'albuminurie brightique véritable, confirmée par l'autopsie, que nous insisterons très-peu sur la valeur de ce procédé dont la sensibilité est soumise à tant de causes d'erreurs.

Ainsi dans le cas qui nous occupe, nous avons chaque jour soumis au réactif cupro-potassique un échantillon d'urine, et nous avons manifestement obtenu la double réaction indiquée par l'auteur, tant que la quantité d'albumine a été supérieure à 15 grammes par litre; à partir de ce moment, nous ne l'avons plus obtenue.

Donc, faire entrer la réaction proposée par M. Icery, comme élément sérieux de pronostic et l'accepter comme critérium, serait conclure que jusqu'à la quantité journalière de 15 grammes l'albuminurie a eu des tendances à la forme persistante et que, la réaction faisant défaut au-dessous de 15 grammes, elle a pris seulement à ce moment la forme temporaire.

Une telle conclusion nous semble trop risquée pour oser la proposer, surtout à cause de la variabilité bien connue de l'état moléculaire de l'albumine.

Trouverons-nous une meilleure indication dans l'ensemble des symptômes?

Si l'on n'envisage que les symptômes éprouvés par

notre malade et dont nous avons fait le tableau, il est assez évident que le pronostic sera forcé à bien dés réserves, surtout si la nature spécifique de la lésion rénale est mise en doute et surtout si la quantité d'albumine est considérable plusieurs jours de suite.

Telles sont les considérations qui avaient décidé M. Brouardel à porter un pronostic très-fâcheux et cela à courte échéance, heureusement démenti par les événements.

Dans la consultation provoquée par l'imminence apparente ou réelle du danger, la majorité fut en faveur d'un pronostic très-fâcheux. M. Fournier seul, témoin de plusieurs faits semblables, porta un pronostic beaucoup plus réservé, pour ne pas dire favorable. Cette consultation avait lieu le lendemain de la découverte de l'albumine, c'est-à-dire alors que la défervescence albumineuse n'était pas encore commencée.

La défervescence constatée, le pronostic n'en resta pas moins douteux pour quelques-uns des médecins consultés, malgré les avis favorables de M. Fournier.

Quels sont donc les éléments qui, en dehors de l'ensemble si grave des symptômes observés, ont permis à M. Fournier, malgré l'avis contraire de ses collègues, de porter un pronostic favorable ?

Chercher et résumer ces éléments nous semblent le meilleur moyen de donner des bases solides au pronostic.

Deux raisons paraissent avoir décidé M. Fournier à porter un pronostic favorable justifié par les événements :

1º D'abord M. Fournier n'a pas hésité à écarter toute idée de coïncidence entre l'albuminurie constatée et les accidents généraux secondaires.

2º Ensuite il n'a pas hésité à admettre, entre les

troubles rénaux observés et l'éruption générale secondaire, une relation directe de cause à effet.

Cette relation nettement admise, c'était préciser le
diagnostic de la nature de la lésion rénale et en montrer
toute la curabilité, grâce à son origine diathésique et
au mode d'évolution habituel des accidents syphilitiques
secondaires.

Un diagnostic précis et sans arrière-pensée de coïncidence entre les deux maladies nous semble donc devoir
être le meilleur élément de pronostic, au milieu de cet
ensemble alarmant de symptômes.

Tout ce que nous venons de dire suppose évidemment
la nécessité où se trouve fort souvent le médecin de se
prononcer immédiatement, soit en consultation soit sur
les instances de la famille, sans avoir recours à l'expec-
tation, ce correctif si sage des pronostics douteux.

Mais quand le médecin pourra se dispenser d'un pronostic forcé, qui ne repose que sur la nature diathésique
de la lésion rénale, admise sans restrictions, il trouvera
dans le dosage journalier et exact de l'albumine perdue
et dans sa représentation graphique des indications
aussi précieuses que celles fournies par la courbe de la
température dans les affections fébriles.

Malheureusement cette ressource fera souvent défaut,
faute de l'outillage nécessaire pour doser chaque jour
exactement l'albumine, ce qui est très-difficile, pour ne
pas dire impossible en dehors de la pratique hospitalière.

Tout ce qui précède s'applique au pronostic fait ou à
faire de la guérison prochaine; mais, vu la nature diathésique de l'affection et le siége d'une lésion de même
nature dans un organe aussi important que le rein, le
pronostic ne doit pas viser que la guérison prochaine;

il faut que le médecin après avoir vu s'opérer la guérison prochaine promise, puisse affirmer et promettre la guérison définitive.

C'est alors que la nature des éléments morphologiques observés dans l'urine joue un grand rôle.

En effet, vu la nature essentiellement épithéliale de ces éléments et vu la rapidité avec laquelle se renouvellent les éléments épithéliaux détruits par une cause morbide ou accidentelle, nous pensons qu'il est permis de considérer la guérison comme définitive, car nous regardons la lésion superficielle que nous avons admise dans les reins, comme insuffisante pour déterminer la formation lente d'élements cicatriciels capables, dans un avenir prochain, de troubler gravement la sécrétion rénale.

Nous devons ajouter que depuis la guérison, c'est-à-dire depuis six mois environ, les fonctions rénales du malade se sont conservées dans un état tout à fait physiologique, en même temps, que tous les accidents secondaires ont disparu sous l'influence du traitement approprié, c'est-à-dire antisyphilitique.

Il nous reste maintenant à examiner dans un dernier chapitre, sous le titre de Traitement, les meilleurs moyens curatifs à employer pour se rendre rapidement maître d'une situation aussi inquiétante.

TRAITEMENT.

La nécessité de la précision du diagnostic ne se fait nulle part mieux sentir qu'à l'occasion du traitement.

En effet, si l'albuminurie en question n'est qu'une simple coïncidence, qu'une albuminurie sans cause spécifique, pourquoi s'occuper de l'état diathésique ?

Le régime lacté seul peut suffire.

Si au contraire cette même albuminurie est l'effet d'une cause morbide syphilitique, pourquoi ne pas s'adresser directement à l'état diathésique?

Le régime lacté employé seul peut donc être insuffisant dans la circonstance.

Avant d'aller plus loin, il nous faut constater un fait qui domine toute la situation, c'est que le malade a parfaitement guéri et cela en quinze jours.

Malheureusement cette guérison rapide ne nous fournit guère le moyen de nous prononcer en faveur de l'un ou l'autre des traitements, en un mot de dire quel est du régime lacté ou du traitement spécifique celui qui a déterminé la guérison.

Les partisans de la simple coïncidence entre l'affection rénale et les accidents syphilitiques ne manqueront pas de dire que le succès doit être attribué au régime lacté seul.

Les partisans de la lésion rénale syphilitique directe pourront se diviser en deux camps :

Ceux qui croient, avec raison, à la puissance du traitement diathésique, diront que le traitement mercuriel est la seule cause du succès.

Ceux qui, sans nier la lésion rénale secondaire, croien à l'inutilité du traitement spécifique, diront que le même succès eût été obtenu par l'administration seule des toniques et des reconstituants.

Cette dernière opinion repose sur une grave erreur qui cherche à s'ériger en doctrine et contre laquelle nous croyons pouvoir nous permettre de protester.

Les partisans de cette doctrine, ne considérant que le mode d'évolution habituel des accidents syphilitiques secondaires, c'est-à-dire la forme essentiellement passagère de ces accidents, même en l'absence de tout traitement spécifique, se croient autorisés à nier l'utilité du traitement antidiathésique et à attribuer aux toniques administrés à ce moment, la disparition de ces accidents.

Adopter cette doctrine serait faire table rase de tout ce que l'on sait actuellement sur la syphilis et compromettre gravement l'avenir des malades qu'elle pourrait séduire. Nous ne saurions mieux comparer cette doctrine qu'à celle qui viendrait nier la prise de possession de l'organisme par le virus-vaccin après la guérison de la pustule d'inoculation.

Quoi qu'il en soit de toutes ces hypothèses, et sans insister davantage, nous admettons que l'albuminurie, dont nous avons le traitement à formuler, a pour origine exclusive une lésion rénale syphilitique secondaire.

Cette donnée admise, nous arrêterons-nous au régime lacté seul ou simplement au traitement antidiathésique, ou bien adopterons-nous un traitement mixte ou éclectique répondant simultanément aux diverses indications?

Résumer brièvement l'opinion des médecins qui ont formulé le traitement qui a si bien réussi nous paraît le meilleur moyen d'arriver au but que nous nous proposons.

Malgré l'énorme quantité d'albumine perdue par le malade et malgré l'imminence d'un danger qu'il supposait prochain, M. Brouardel n'avait pas cru devoir donner son adhésion au traitement spécifique proposé comme indispensable et urgent par M. Fournier.

A l'appui de son opinion, M. Brouardel citait l'histoire

d'un malade mort, dans le service de M. Bouchard, à la Charité, d'intoxication mercurielle, à la suite d'un traitement spécifique.

L'autopsie et l'examen microscopique des reins avaient montré des lésions révélatrices d'une albuminurie ancienne. Cette belle observation, recueillie par M. Empereur, a été publiée *in extenso* et cela pour la première fois dans la thèse d'agrégation de M. Hallopeau.

Nous devons ajouter que le traitement spécifique avait été institué en vue de combattre des accidents secondaires dont le malade était atteint.

Dans l'examen microscopique fait par MM. Bouchard et Cornil, nous trouvons que, outre la lésion ancienne et atrophique de la substance corticale, accompagnée d'incrustations de carbonate de chaux dans les glomérules, il y avait dans le rein une lésion plus récente, caractérisée par la présence de cellules granulo-graisseuses dans les canaux contournés de la substance corticale.

Les deux cas ne sont donc pas tout à fait semblables ; la lésion ancienne constitue la différence et nous le pensons suffisante pour expliquer les phénomènes mortels causés par l'élimination forcément incomplète du mercure.

La terminaison eût-elle été aussi fatale si la lésion rénale du malade se fût bornée à la lésion récente constatée par MM. Bouchard et Cornil, c'est-à-dire à la présence de cellules granulo-graisseuses dans les canaux contournés de la substance corticale ou bien encore si la lésion rénale se fût bornée à une lésion d'origine spécifique et épithéliale ?

C'est ce que nous ne saurions dire et c'est un autre

point de notre question qui attend de nouvelles recherches cliniques.

Le seul enseignement que nous puissions tirer de
l'observation de M. Bouchard, c'est d'être mis en garde
contre l'administration du mercure sans un examen
préalable et soigneux de l'urine des malades et sans un
examen approfondi de leurs antécédents dans le cas
d'accidents syphilitiques à traiter chez eux.

Telles étaient les raisons développées par M. Brouardel dans la consultation nécessitée par la situation du
malade et celles qui lui firent proposer le régime lacté
seul et à haute dose.

Sans s'opposer à la prescription du régime lacté,
M. Fournier déclara qu'il fallait d'urgence y adjoindre
le traitement spécifique sous peine d'un résultat fâcheux.

Les autres médecins, très-effrayés, de l'énorme quantité d'albumine perdue et de l'ensemble alarmant des
symptômes, se rendirent à l'avis de M. Fournier, et le
traitement spécifique fut administré sous forme de
frictions, concurremment avec l'iodure de potassium et
le régime lacté.

Nous devons dire que le traitement mercuriel fut
promptement suivi d'une stomatite intense qui força de
l'interrompre au bout du sixième jour. Cette stomatite
a-t-elle été causée par une susceptibilité idiosyncrasique
exceptionnelle du malade ou par une insuffisance de
l'élimination urinaire, conséquence de la lésion rénale?
C'est ce que nous ne savons pas.

Mais ce que nous savons, c'est que le filtre rénal
fonctionnait encore suffisamment pour nous permettre
de constater chaque jour qualitativement, et non quan-
titativement l'élimination du mercure, qui, nous le

savons, se fait si lentement, qu'on peut encore en retrouver dans les urines et dans le reste de l'économie fort longtemps après que les malades ont cessé d'en prendre, comme l'ont démontré les recherches de Mayençon, Bergeret et Byasson, pour ne citer que les plus récentes.

S'il nous était permis de donner notre opinion après celles beaucoup plus autorisées de MM. Brouardel et Fournier, nous dirions que, sans être aussi exclusif du traitement spécifique que M. Brouardel, nous résisterions difficilement, en pratique, à la tentation d'employer, avec prudence, le traitement mercuriel, combiné au régime lacté complet, et cela dans l'espoir d'agir rapidement et directement sur la lésion rénale d'origine diathésique et cause d'une perte si énorme d'albumine capable, à elle seule, de mettre les jours du malade en danger, si elle devait se maintenir longtemps à son maximum du début, qui représente 11 pour 100, presque le double de la proportion pour 100 de l'albumine du sérum, évaluée pour les 12 kilogrammes de sang en circulation chez l'adulte à 850 ou 900 grammes.

CONCLUSIONS.

1° Il est possible d'observer dans la période des accidents secondaires de la syphilis une albuminurie plus ou moins intense.

2° Cette albuminurie est rarement une simple coïncidence.

3° Elle doit son origine à une lésion secondaire de l'épithélium rénal de nature diathésique.

4° L'examen uroscopique, souvent répété, est le meilleur élément de diagnostic.

5° L'examen microscopique fréquent des éléments morphologiques de l'urine, la nature parfaitement admise de la lésion rénale et la représentation graphique de la quantité d'albumine perdue chaque jour, constituent les meilleurs éléments de pronostic de la guérison prochaine.

6° Le siége exclusivement épithélial de la lésion rénale constitue le meilleur élément de pronostic de la guérison définitive.

7° Le régime lacté seul nous semble insuffisant, aussi proposons-nous le régime lacté combiné au traitement mercuriel, surveillé avec le plus grand soin.

Paris. — A. PARENT, imprimeur de la Faculté de Médecine, rue M.-le-Prince, 29-31.

www.ingramcontent.com/pod-product-compliance
Lightning Source LLC
LaVergne TN
LVHW050114060726
842524LV00003B/1116